Dieta paleo

Guía para principiantes del plan de dieta Paleo: recetas probadas de libros de cocina para perder peso, quemar grasa y mantenerse sano (Libro en español / Paleo Diet Spanish Book)

Por Simone Jacobs

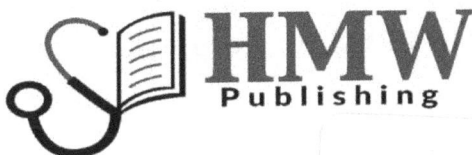

HMW Publishing

I0135240

Para más libros visite:

HMWPublishing.com

Descargue otro libro de forma gratuita

Quiero darle las gracias por la compra de este libro y ofrecerle otro libro (igual de largo y valioso como este libro), "Errores De Salud Y Fitness Que No Sabe Que Está Cometiendo", completamente gratis. Desafortunadamente, este libro solo está disponible en inglés. Aún espero que disfrute este regalo.

Visite el siguiente enlace para registrarse y recibirlo:

www.hmwpublishing.com/gift

En este libro, voy a desglosar los errores de fitness y salud más comunes, que probablemente está cometiendo ahora mismo, y voy a revelar cómo puede conseguir fácilmente la mejor forma física de su vida.

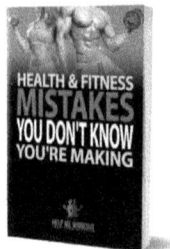

Además de este valioso regalo, también tendrá la oportunidad de obtener nuestros nuevos libros de forma gratuita, participar en sorteos y recibir otros correos electrónicos de mi parte. De nuevo, visite el enlace para registrarse: **www.hmwpublishing.com/gift**

Tabla de contenido

5

Introducción

Quiero agradecerle y felicitarle por comprar este libro.

Este libro contiene pasos y estrategias comprobados sobre cómo puede ser más saludable siguiendo el maravilloso mundo de la dieta paleolítica. Tiene información útil sobre cómo puede seguir y comenzar este estilo de vida y alimentación. Ha habido una gran cantidad de libros y dietas en el mercado que siguen afirmando que pueden ayudarle a perder peso o volverse saludable. Sin embargo, no todos son efectivos, útiles o fáciles de seguir. Elegir ser saludable y vivir una vida larga nunca es demasiado tarde. Usted es el único que mantiene la decisión de cambiar su vida para mejor y está yendo en la dirección correcta. Ahora es parte de los millones de personas que desean experimentar los beneficios que esta dieta le puede aportar. Conozca sus beneficios, cómo comenzar la dieta y hacer que funcione para usted, pero sobre todo, cómo convertirlo en su estilo de vida.

Recuerde que en cualquier cosa que haga siempre es importante tener determinación y paciencia para tener éxito en cualquier objetivo. Así que comience ahora mismo y tome medidas. Gracias de nuevo por comprar este libro, ¡espero que lo disfrute!

Antes de comenzar, le recomiendo que se una a nuestro boletín informativo por correo electrónico para recibir actualizaciones sobre cualquier próxima publicación o promoción de un nuevo libro. Puede registrarse de forma gratuita y, como bonus, recibirá un regalo gratis. ¡Nuestro libro *"Errores De Salud Y Fitness Que No Sabe Que Está Cometiendo"*! Este libro ha sido escrito para desmitificar, exponer lo que se debe y no se debe hacer y, finalmente, equiparle con la información que necesita para estar en la mejor forma de su vida. Debido a la cantidad de información errónea y mentiras contadas por las revistas y los autoproclamados "gurús", cada vez es más difícil obtener información confiable para ponerse en forma. A diferencia de tener que pasar por docenas de fuentes parciales y poco fiables para obtener su información de salud y estado físico, todo lo que necesita para ayudarle se ha desglosado en este libro para que pueda obtener resultados inmediatos para alcanzar sus objetivos de actividad física deseados en el menor tiempo posible.

Una vez más, para unirse a nuestro boletín gratuito por correo electrónico y recibir una copia gratuita de este libro, visite el enlace y regístrese ahora: www.hmwpublishing.com/gift

Capítulo 1: La dieta paleolítica

Esta dieta es mucho más que una simple dieta de "moda", ya que se ha convertido en un estilo de vida moderno y saludable. Se trata de nutrir el cuerpo con alimentos integrales y naturales, libres de químicos y otros aditivos que son dañinos para la salud. También se conoce como la la dieta "cavernícola", que es una forma de comer en la que el enfoque se centra principalmente en las comidas que nuestros antepasados comían durante los primeros tiempos.

Origen y Filosofía

La historia de la dieta paleo se remontó hace mucho tiempo cuando el hombre comenzó a recolectar frutas, nueces y verduras y a cazar animales para mantenerse. No hay un "fundador" específico de esta dieta porque el hombre ha estado evolucionando y cambiando durante millones y millones de años. Sin embargo, esta dieta se hizo popular durante la década de 1970 por un gastroenterólogo llamado Walter L. Voegtlin. Fue uno de los primeros creyentes que esta dieta podría mejorar la salud y el bienestar. Escribió el libro "Dieta de la Edad de Piedra: Basado en estudios a fondo de la ecología humana y la dieta del hombre" en 1975.

Los primeros humanos solían cultivar alimentos naturales de la cosecha. A medida que el hombre ha evolucionado a lo largo de los años, la producción de alimentos se ha transformado radicalmente. La introducción de productos químicos en la producción de alimentos, las inyecciones de drogas a los animales y los pesticidas aplicados al suelo y los alimentos son solo algunos ejemplos de la era de industrialización en la que vivimos hoy.

Entonces, si los humanos no estaban acostumbrados a comer este tipo de alimentos, significa que este innovador sistema de producción de alimentos no es necesariamente saludable para el cuerpo. La pregunta es ¿cómo es que hemos estado comiendo este tipo de alimentos durante tanto tiempo sin que nos afecte?

¡Desafortunadamente, eso no es verdad! De hecho, ha habido estudios y pruebas suficientes de que comer lácteos, granos y una gran cantidad de alimentos procesados conducen a muchas enfermedades como la artritis reumatoide, diabetes tipo 2, enfermedades del corazón, enfermedades de Crohn, esclerosis múltiple, cáncer y muchas otras enfermedades. Y debido a este resultado, la dieta paleo quiere enseñarle una nueva forma de vida: una vida sana y feliz. La dieta paleo tiene como objetivo mejorar sus hábitos alimenticios, ayudándole en el proceso para deshacerse de las toxinas en el cuerpo y minimizar los riesgos de enfermedades dañinas.

Nuestros antepasados comían alimentos integrales y naturales, lo que los hacía saludables, sin sobrepeso, llenos de energía y bastante atléticos. Hoy, notará que muchas personas tienen problemas de peso, están extremadamente estresadas, algunas sufren de falta de sueño y tienen muchos otros problemas. La dieta paleo quiere cambiar todas estas cosas: este es un esfuerzo por mejorar la forma en que las personas comen y adoptan un estilo de vida saludable.

Capítulo 2: Beneficios de la dieta paleolítica

La dieta paleolítica proporciona muchos beneficios de salud para muchas personas. Tras la observación con personas que participaron en esta dieta, muchos confirmaron que tenían más energía en unas pocas semanas después de seguirla. Después de unas semanas más, se vieron evidentes beneficios adicionales como desarrollar un cuerpo más delgado y pérdida de peso. Estas son las razones por las que es aconsejable seguir esta dieta a fondo para que pueda ver una gran diferencia en su vida. Siga leyendo y vea los diversos beneficios que la dieta paleo le puede brindar.

- **Pérdida de peso**

Al eliminar los alimentos procesados, obtendrá más energía para ayudarle a perder peso.

- **Más músculos en el cuerpo y menos grasa**

La carne es una de las mejores fuentes de proteína y las proteínas son adecuadas para construir nuevas células que pueden ayudar a producir masa muscular. Cuantos más músculos tenga, más delgado se convertirá, y más posibilidades de quemar esas grasas no deseadas pueden ocurrir en el cuerpo y aumentar su metabolismo.

- **Los niveles de azúcar en la sangre controlados**

Si está siguiendo la dieta paleo, no incluye azúcar refinado, por lo tanto, es más natural que controle sus niveles de azúcar en la sangre, especialmente si ya está en peligro de ser pre-diabético. Sin embargo, si tiene diabetes, lo mejor es consultar a su médico antes de seguir esta dieta.

- **Sentirse lleno y nutrido todo el día**

Una de las razones por las cuales las personas comen mucho es porque tienen hambre inmediatamente. La dieta paleo le hace sentir lleno por más tiempo y disminuye su tendencia a comer más. Comer la combinación correcta de carne y verduras lo ayudará a sentirse satisfecho todo el día y no le apetecerán alimentos que sean perjudiciales para su salud. Con la adición de frutas, no hay necesidad de recoger esos postres azucarados que solo le harán sentir más lento e irritable.

- **Prevención de enfermedades**

Dado que el enfoque principal de la dieta paleo es comer alimentos naturales y completos, automáticamente elimina los alimentos procesados de su sistema y en su lugar come más alimentos que son ricos en fitonutrientes y antioxidantes que ayudan a prevenir una gran cantidad de enfermedades como el cáncer o enfermedades del corazón .

• **No hay cantidad de calorías necesarias**

A diferencia de otras dietas que requieren estricto cumplimiento cuando se trata de comer alimentos, la dieta paleo es divertida, fácil y sencilla de seguir. No hay limitaciones en la cantidad de comida que se le permite comer. Mientras coma como nuestros antepasados comían antes, no hay necesidad de seguir contando esas calorías.

• **Proporciona más energía**

La combinación de los alimentos aprobados proporcionará una comida equilibrada que es rica en proteínas, carbohidratos, vitaminas y minerales, especialmente si se comen de manera consistente y de la manera correcta. A diferencia de otras dietas que son restrictivas, la dieta paleo le permite comer cada vez que tenga hambre, eliminando el riesgo de hacerle sentir débil y con poca energía.

- **Mejor condición de sueño y controla sus cambios de humor**

Al evitar los alimentos procesados, evita la ingestión de aditivos y productos químicos, lo que ayuda a su cerebro a liberar serotonina, un químico secretado por el cuerpo que actúa como un neurotransmisor, ayudándole a relajarse y quedarse dormido de forma natural. Además de eso, también tendrá un mejor equilibrio del estado de ánimo que le llevará a una vida más feliz.

- **Proporciona efectos desintoxicantes para el cuerpo**

    Detener la ingesta de alimentos que son ricos en químicos, aditivos como azúcar refinado, gluten, grasas trans y otros permitirá que su cuerpo descanse y se cure de manera natural. Cuanto más coma frutas y verduras, más antioxidantes se producirán, ayudándole a eliminar desechos y toxinas que ya están presentes en el cuerpo. Piense en ello como un desintoxicante natural. No necesita experimentar inanición o tomar medidas extremas como ayunar para desintoxicarse.

- **Intestino más sano**

    El azúcar, la basura procesada y las grasas no saludables y pueden causar inflamación en los intestinos. Cuando usted come demasiados alimentos procesados junto con mucho estrés, tendrá un "síndrome del intestino permeable" donde las paredes de su intestino se dañan y las cosas que no salen dentro de su intestino se filtran. Participar en la dieta paleo ayudará a evitar tener tales problemas ya que come menos alimentos procesados y alimentos más saludables.

Estos son solo algunos de los importantes beneficios que la dieta paleo puede brindarle. Con la actitud y la mentalidad correcta, podrá lograr este objetivo y ayudarle a vivir una vida más saludable y prolongada.

Capítulo 3: El problema con la dieta estadounidense actual

En la sociedad actual, las personas quieren comodidad y velocidad debido a su estilo de vida ocupado. Por lo tanto, la mayoría de la población participa en hábitos no saludables que incluyen la ingesta de alimentos. Tienden a comer sin saber que a veces los alimentos que comen no son adecuados para su salud, lo que lleva a una vida poco saludable.

Problemas con la dieta estadounidense estándar

¿Cuál es la dieta estadounidense estándar?

Si le dan una lista de alimentos que encuentra todos los días cuando come fuera de casa, encontrará que son muy altos en grasa, bajos en fibra, muy altos en calorías y altos en contenido de sal. Estas son la fórmula

21

perfecta presente para el SAD. Consiste en muchas cosas que su cuerpo "no necesariamente necesita". Lo peor de esto es que ya no es la "dieta estándar" solo en Estados Unidos, sino que también se está convirtiendo en un problema en todo el mundo. Muchos países industrializados ahora participan en este tipo de hábitos alimenticios porque los alimentos que se procesan pueden alcanzarse fácilmente y están disponibles en casi todas partes.

Los estudios han demostrado que casi el 63% de las calorías que los estadounidenses consumen provienen de alimentos procesados o refinados como papas fritas, refrescos y más. Solo un mero 6% proviene de frutas y verduras y otros granos saludables, algo por lo que la gente debería preocuparse.

Por lo tanto, estas son las razones por las cuales las personas se enferman y más personas adquieren enfermedades que a veces conducen a la muerte prematura. Eche un vistazo a los otros efectos que SAD puede brindar a un individuo. Además, tenga en cuenta que estas son también razones por las cuales las personas se vuelven lentas y enfermizas:

Promueve los malos hábitos alimenticios

Es muy difícil equilibrar la vida profesional y familiar, ¡y esa es la verdad! Por lo tanto, las personas se conforman con elegir comida rápida o comidas preparadas para satisfacer su hambre. Muchas personas no tienen otra opción, y algunas no tienen tiempo para desarrollar sus alimentos o elegir productos alimenticios más saludables. La mayoría de las veces simplemente se conforman con una rebanada de pizza, hamburguesas, papas fritas y refrescos, y esto no hará que las personas estén sanas.

Los alimentos procesados y empacados se han vuelto tan frecuentes debido a su conveniencia y preparación de alimentos más rápida, que estos son los motivos por los cuales las personas simplemente continúan consumiendo. Es la alternativa perfecta para proporcionar comidas rápidas para ellas y sus familias.

El consumo frecuente de bebidas carbonatadas y azucaradas también ha sido frecuente en la sociedad actual. Además de tener demasiada azúcar y calorías, también contribuye a la deshidratación rápida del cuerpo, lo que hace que las personas se sientan cansadas la mayor parte del tiempo.

Optando por demasiada tecnología

Si bien la tecnología tiene muchas ventajas, también tiene sus desventajas. La tecnología moderna enseña a las personas a ser perezosas e inmóviles. En cambio, con solo presionar un botón, la gente ya no necesita levantarse para encender los electrodomésticos.

Además, con la importancia de Internet, no es necesario que las personas salgan, socialicen o incluso paguen sus cuentas. Internet proporciona convenientemente todo lo que necesita la gente -desde el entretenimiento, las compras, la educación- ¿por qué la necesidad de salir de todos modos?

La mayoría de los padres solo les permiten a sus hijos permanecer frente a sus computadoras o consolas de juegos durante horas mientras están ocupados haciendo su trabajo. ¡No hay más socialización y movimiento!

Las personas se han vuelto adictas a la tecnología y tienden a olvidar las cosas más simples de la vida. Han crecido tan absortas en sus tabletas, teléfonos inteligentes o laptops sin saber que la exposición constante a estos dispositivos puede tener efectos en la salud a largo plazo. El sueño se ha visto comprometido, por lo tanto, siempre se sienten lentos o cansados por la mañana.

La falta de movimiento

Es bastante simple de entender que cuando una persona carece de movimiento o no se mueve en absoluto, se vuelve lenta y aumenta de peso. Esto también está relacionado con enfocarse en demasiada tecnología. Con horas y horas frente a su computadora o consola de juegos, ¿cree que está haciendo un trabajo tan importante quemando calorías o volviéndose activo? Supongo que ya sabía la respuesta.

Estar inactivo es uno de los culpables de por qué las personas engordan y tienen muchas enfermedades. En lugar de darle tiempo a su cuerpo para quemar calorías o hacerle más delgado y en forma, se mantiene latente por lo que la gente también se siente cansada y lenta la mayor parte del tiempo.

La falta de sueño

Debido a que la dieta SAD es rica en azúcar, las personas tienen dificultades para dormir bien por la noche. El azúcar hace que las personas sean hiperactivas, por lo tanto, en lugar de calmar los nervios; mantiene los sentidos despiertos todo el tiempo. Obtener una cantidad correcta de sueño es muy importante ya que esto ayudará en el desarrollo de las células y los músculos en el cuerpo. También mejora el estado de ánimo y el estado mental de un individuo al día siguiente. Comer alimentos saludables ayuda a calmar los nervios y activa las hormonas inductoras del sueño que permitirán a las personas descansar bien por la noche.

Es esencial que cada individuo tenga una buena y sólida 8-9 horas de sueño. Los expertos dicen que este es el momento en que cada célula en el cuerpo se está desarrollando, los músculos se están reconstruyendo a sí mismos y ayudan a reponer energía gastada después de un día de trabajo duro.

Los tiempos cambiantes significan que también es hora de que gire y se haga cargo de usted mismo. La dieta paleo está aquí para ayudarle todo el tiempo que desee.

En el próximo capítulo, aprenderá más sobre qué alimentos comer cuando participe en esta dieta saludable.

Capítulo 4: Su guía de la alimentación paleolítica

Este capítulo le dará una idea de los alimentos que están permitidos en la dieta. Estos son los conceptos básicos:

COMER: verduras, pescados, huevos, carnes, frutas, hierbas, especias, nueces, semillas, aceites saludables y grasas.

NO COMA: azúcar, alimentos procesados, refrescos, la mayoría de los productos lácteos, granos, legumbres, aceites vegetales, margarina, edulcorantes artificiales y grasas trans.

Comidas que se deben evitar

- **Lácteos**

Los productos lácteos, incluidos sus subproductos, deben eliminarse. Sin embargo, hay algunas versiones de la dieta que permiten lácteos con mucha grasa como el queso y la mantequilla.

- **Granos de cereal**

Evitar el consumo de alimentos que tienen granos en ellos. Esto incluye maíz, tortitas, cereales, avena, tipos de pasta, pan, cebada y más.

- **Las legumbres que incluyen los cacahuetes**

Como se mencionó, los cacahuetes no están permitidos porque, en realidad, son leguminosas. Las legumbres son ricas en carbohidratos y contienen gluten que es malo para la salud. Así que, en la medida de lo posible, evite estos tipos de alimentos, especialmente los cacahuetes.

- **El azúcar refinado o edulcorantes artificiales**

  Por definición, "artificial", significa sintético o modificado. Esto incluye sucralosa, ciclamatos, aspartamo, sacarina, acesulfamo de potasio. Por lo tanto, si desea agregar dulzura a su plato, use edulcorantes naturales.

- **Los alimentos procesados, alimentos basura y dulces**

  Por definición, "artificial" significa sintético o modificado. Los edulcorantes artificiales, y los alimentos procesados no son paleolíticos. Estos alimentos son ricos en aditivos y saborizantes artificiales que son perjudiciales para la salud. El azúcar presente en los alimentos de hoy en día es adictivo y hace que quiera comer más. Manténgase alejado de este tipo de alimentos. Esto incluye la sucralosa, los ciclamatos, el aspartamo, la sacarina y el acesulfame de potasio. Por lo tanto, si desea agregar dulzura a su plato, use edulcorantes naturales.

- **Aceites vegetales refinados, las grasas trans**

    Evite el uso de aceites procesados en su cocina. Asegúrese de encontrar otros aceites saludables como el aceite de oliva o aceite de coco.

- **Verduras con almidón**

    Esto incluye sus favoritos patatas. Evitarlos, ya que son ricos y cargados con almidón.

- **El exceso de comida salada**

  Sí, es difícil comer la comida que sabe insípida, pero demasiada sal es malo para su salud. Esto puede conducir a muchos efectos adversos, tales como los niveles de hipertensión y el colesterol alto. Trate de añadir hierbas a su plato para que sea más sabroso en lugar de añadir demasiada sal.

- **Las sodas y jugos de frutas**

  Estas bebidas son ricas en azúcar y no son paleolíticas. Debe evitarlas.

- Las bebidas energéticas y bebidas alcohólicas

Los alimentos para comer

- **Carnes pastoreadas u "orgánicas"**

Casi todas las carnes están incluidas en la dieta paleo pero los alimentos derivados de la carne como las salchichas se deben evitar.

- **Pescados y mariscos**

Todos los tipos de pescado sin duda se pueden comer sobre todo si se cocinan de una manera sencilla como al vapor o a la parrilla.

- **Frutas y verduras frescas**

Casi todos los tipos de verduras se incluyen en esta dieta como el brócoli, pimientos, cebollas, zanahorias, col rizada, etc.

Las frutas, por otro lado, también están incluidas, pero debe tener en cuenta que contienen azúcar. A diferencia de las verduras, trate de buscar frutas que tengan un alto contenido de fructosa, especialmente si está a dieta. Debe comerlas con moderación

- **Nueces y semillas**

  Todos los frutos secos son de hecho paleolíticos y esta es la mejor alternativa a las patatas y se pueden comer como bocadillos. Sin embargo, es necesario tener cuidado al comer anacardos porque ellos son ricos en grasa. Así que si usted está tratando de perder peso, debe comerlos con moderación.

- **Huevos**

  Los huevos son otra buena fuente de proteínas y energía para el cuerpo.

- Aceites saludables (como nueces, aceite de oliva, linaza, aguacate, nueces de macadamia, coco)

Las grasas y aceites naturales son los mejores tipos de aceites que se pueden utilizar para cocinar. También son buenas fuentes de energía aparte de ser saludables.

En los últimos años, la comunidad de la dieta paleo ha evolucionado, y ahora hay varias versiones o adiciones a la dieta. Algunos ya incluyen tocino, siempre que provenga de cerdos alimentados con pasto. También agregaron mantequilla y algunos granos que no son gluten como el arroz.

También hay algunas indulgencias que se incluyen en beber vino tinto de calidad y chocolate negro. Asegúrese de que su cuerpo se repone bien al beber mucha agua. La mayoría de las personas incluye té y café en la dieta, ya que ambos son ricos en antioxidantes.

Capítulo 5: Hacer el cambio: su desafío de 30 días

Se dice que la dieta paleo es la dieta de los hombres de las cavernas, donde solo comen alimentos saludables, como pescado, huevos y verduras. Se centra en comer alimentos que le proporcionen suficiente proteína para apoyar los músculos sanos y proporcionarle una función inmune óptima. Sin embargo, si aún es nuevo en la dieta paleo e incluso no sabe si esta es la indicada para usted, hay algunos consejos y trucos que pueden ayudarle a determinar si se trata de la dieta que necesita. Siguiendo esta guía simple, puede determinar cómo hacer que la dieta paleo funcione para usted.

Determine su verdadera motivación para tomar esta dieta. Mientras que muchas personas pierden peso siguiendo esta dieta, también hay otros beneficios. Al investigar, usted determina su verdadera motivación para elegir esta dieta. Mire su situación de salud y vea qué es lo que más pesa. ¿Tiene una barriga grande y quiere disminuir las grasas? O, ¿solo quiere estar saludable todos los días, para que pueda tener más energía para hacer las cosas? Hay muchas razones por las cuales las personas toman la dieta paleo. Al determinar su motivación, puede crear un plan y si quiere lograr su objetivo, sea estricto en seguir su programa durante al menos un mes.

Limpiar su cocina. Cuando haya decidido tomar la dieta paleo, debe tener en cuenta que hay alimentos que no puede comer. En el momento en que comience la dieta, limpie su cocina. Nos referimos a eliminar todos los alimentos "no", como los lácteos, el queso, los aceites envasados y procesados. Tírelos o entrégueselos a otra persona, pero quítelos de su casa. Al hacer esto, evita la tentación que puede arruinar su dieta porque, básicamente, la comida no está allí.

Sin embargo, si desea tomar las cosas con calma, puede comenzar a eliminar primero la lechería, luego los granos la semana siguiente y luego los alimentos procesados en la tercera semana --- y así sucesivamente. Lleva tiempo, pero al menos puede reabastecer su cocina con alimentos saludables y beneficiosos para usted.

Aprende a cocinar. Probar la dieta paleolítica significa que no tiene que comer más todos los días. Esto se debe a que la dieta consiste en alimentos integrales y frescos que se pueden usar para preparar comidas en casa. Puede controlar los ingredientes porque sigue las pautas y observa lo que cocina. Gracias a la dieta, puede experimentar con nuevos platos usando los ingredientes permitidos por la dieta paleo. Cuando se prepara, puede cocinar comidas más saludables e incluso probar otros ingredientes en su cocina. Sobre eso, investigue sobre las recetas de paleo para inspirarle, para que sus comidas sean sabrosas y saludables.

Cambie su plato. La mayoría de las veces, nuestros platos consisten en granos, algunas verduras y carne. Cambie eso y concéntrese en tener un plato balanceado. Llénelo con una porción de proteína del tamaño de una palma, unas pocas grasas, y el resto son verduras. Cambie su plato con verduras diferentes. En la medida de lo posible, evite los granos porque eso no es parte de la dieta. Si puede, ponga algunas frutas entre las comidas. Después se sentirá bien y saludable.

Seguir con el programa durante al menos 30 días: la mayoría de las personas tiene dificultad para cambiar de dieta, y eso es cierto. Habrá momentos en los que su cuerpo anhelará los alimentos que elimine y puede sentirse lento o terrible las primeras semanas. Es por eso que es esencial seguir la dieta durante al menos 30 días para permitirle a su cuerpo hacer frente a los cambios. Recuerde que desea tener éxito con su objetivo, ya sea perder peso o recuperarse.

Por último, incluso si está a dieta, todavía puede comer afuera en restaurantes, pero con precaución. A veces, está bien comer fuera con sus amigos en un restaurante. Sin embargo, una vez que esté al tanto de los ingredientes que necesita en la dieta paleo, puede usar esa habilidad para pedir comida. De acuerdo con Stephenson, "puede mirar el menú antes de tiempo y elegir una o dos opciones que puedes usar con tamaño paleo". La mayoría de las veces, se trata de pescado y verduras. Además, no dude en preguntar cómo se prepara la comida y en hacer cambios.

Estos son solo algunos de los consejos que puede seguir cuándo planea comenzar esta dieta. No tiene que darse prisa en probarla porque puede hacerlo lentamente. Al tomar las cosas paso a paso, estará en el camino hacia una vida más saludable.

Capítulo 6: Recetas Paleolíticas Impresionantes

Estas son algunas de las recetas que usted puede probar:

Desayuno

Gofres de patata dulce con sabor a calabaza

Ingredientes

- 1 patata dulce

- 1 cucharadita de especias de calabaza

- 1 huevo batido

- Spray para cocinar

- 1 cucharada de jarabe de arce (se puede añadir dependiendo de su gusto)

Direcciones

1. Caliente la plancha de gofres.

2. Cubra una sartén grande con aerosol para cocinar y colóquela en una estufa a fuego medio. Cocine las espirales de patata dulce en la sartén, girándolas cuidadosamente con regularidad. Cocine durante aproximadamente 10 minutos o hasta que las espirales se hayan suavizado por completo.

3. Colóquelas en un bol y espolvoréelas con especias de calabaza. Combine los alimentos hasta que estén cubiertos uniformemente. Luego agregue el huevo batido y mezcle suavemente.

4. Asegúrese de colocar la mezcla de espirales de patata dulce en la plancha de gofres y cocine de acuerdo a su configuración.

5. Rocíe con sirope de arce, sirva y ¡disfrútelo!

Magdalenas paleolíticas

Ingredientes

- 6 huevos

- 6 cucharadas de aceite de coco

- 1 cucharadita de extracto de vainilla

- ¼ cucharadita de sal marina

- 1 cucharadita de polvo de hornear

- ½ taza de harina de coco

- ½ taza de frutas congeladas (se puede utilizar cualquiera de sus frutas favoritas)

Direcciones

1. Precaliente el horno a 400 grados.

2. Combine todos los ingredientes excepto las frutas congeladas. Mezcle bien.

3. Vierta la mezcla en los moldes y hornee durante unos 15 minutos. Usted puede saber si las

magdalenas estan bien cocidas si se coloca un palillo en el centro y cuando sale, está limpio.

4. Deje reposar antes de servir. ¡Disfrute!

Puré de papas al horno y huevos

Ingredientes

* 1 patata dulce

* 1 cebolla pequeña

* 1 cucharada de AOVE (aceite de oliva virgen extra)

* 2 remolachas de tamaño mediano (hervidas)

* 4 huevos

* 1 cucharada de aderezo Mrs. Dash

Direcciones

1. Precaliente el horno a 350 grados.

2. Ralle las patatas dulces utilizando el rallador o un procesador de alimentos. Es más rápido y más cómodo. Pique las cebollas.

3. Usando su sartén, caliente el aceite de oliva a fuego alto. Agregue la cebolla, las patatas y el condimento Mrs. Dash. Mezcle y cocine bien los

ingredientes hasta que se vuelvan suaves y marrones.

4. Corte las remolachas para crear la corteza. Con un molde para hornear de 9x9, engrase y coloque las patatas en la parte superior. Crea agujeros para proporcionar espacio para sus huevos.

5. Rompa los huevos en las patatas y hornee durante unos 15-20 minutos. Verifique si la consistencia deseada de los huevos está bien con usted. Una vez hecho esto, retire la comida del horno y sirva. ¡Disfrute!

Tortilla de tocino y aguacate

Ingredientes

- 1 pieza de aguacate (sin hueso)

- 2 cucharadas de cebolla roja (picada)

- 4 rebanadas de tocino

- Un toque de salsa picante

- 4 huevos

- 1 cucharada de cilantro (picado)

Direcciones

1. Cocine el tocino hasta que se vuelva crujiente.

2. Mientras tanto, machaque la carne de aguacate hasta que quede suave pero no demasiado. Una pequeña textura está bien.

3. Agregue cilantro y cebolla. Una vez que el tocino esté crujiente, escurra sobre una toalla de papel. Agregue la mezcla de aguacate.

4. Bata y cocine los huevos en la sartén. Prepare una tortilla y coloque la mitad de la mezcla de aguacate en el medio. Repita lo mismo en la otra tortilla.

5. Transfiera al plato y agregue la salsa picante si lo desea. ¡Servir y disfrutar!

Menemen

Ingredientes

- 1 tomate de tamaño medio (en cubitos)

- 1 cucharada de aceite de oliva

- ¼ cebolla roja (en cubitos)

- ½ taza de pimiento en cubitos (verde)

- 1 diente de ajo machacado

- ¼ cucharadita de pimienta negra

- ¼ cucharadita de comino (tierra)

- ¼ cucharadita de sal

- ¼ cucharadita de cúrcuma

- ¼ cucharadita de pimienta roja

- 3 huevos

- 1 cucharada de perejil

Direcciones

1. Usando una sartén grande, caliente el aceite y saltee el tomate, la cebolla y el pimiento.

2. Agregue el ajo picado más el comino, los copos de pimienta, la cúrcuma y la pimienta negra. Revuelva y cocine hasta que las verduras estén cocidas.

3. Mientras tanto, rompa y bata los huevos. Agregue la sartén y revuelva suavemente hasta que los huevos estén completamente incorporados. Tendrá una consistencia cremosa.

4. Cubra el plato con perejil, sirva caliente y ¡disfrútelo!

Cazuela de salchicha

Ingredientes

- 1 lb de salchicha italiana

- 2 piezas de batatas en cubos

- 8 huevos

- 1 cebolla picada

- 1 pimiento en cubitos

- 1/3 taza de leche de coco o leche de almendras

- 3 dientes de ajo picado

- 2 cebollas verdes en rodajas finas

- Pimienta y sal

- Aceite de coco o mantequilla para cocinar

Direcciones

1. Precaliente el horno a 375 grados F.

2. Caliente el aceite en una sartén a fuego medio a fuego alto y luego añada las salchichas. Desmigue las salchichas mientras se están cocinando. Una

vez cocidas, transfiéralas en un recipiente de tamaño grande. Deje de lado.

3. Añada el ajo, el pimiento y la cebolla en la misma sartén. Cocine durante unos 4-5 minutos a fuego medio. Póngalos en el bol con las salchichas y mezcle con las patatas dulces.

4. Vierta la mezcla en un molde para hornear.

5. En un recipiente aparte, bata los huevos, pimienta, sal y leche de almendras. Vierta sobre la mezcla de patata dulce y salchichas.

6. Hornee durante unos 20 minutos. Cubra con las cebollas verdes. Sirva caliente.

Gofres de chocolate

Ingredientes

- Para la masa de los gofres

- 4 huevos

- 4 cucharadas de harina de coco

- 1 taza de puré de manzana

- 1 taza de harina de almendra

- ¼ cucharadita de sal marina

- ½ cucharadita de vainilla

- ½ cucharadita de bicarbonato de sodio

- ¼ taza de pepitas de chocolate

- 4 cucharadas de polvo de cacao

- Para la salsa de chocolate:

- 2 cucharadas de aceite de coco

- ¼ taza de pepitas de chocolate

Direcciones

1. Prepare la mezcla de gofres mezclando todos los ingredientes en un tazón. Mezcle hasta que se combine bien. Encienda la plancha de gofres en alto, luego vierta suficiente mezcla y cocínela durante aproximadamente 4 a 5 minutos. Repita todo el procedimiento.

2. Mientras tanto, coloque las pepitas de chocolate y el aceite de coco en una olla pequeña. A fuego lento, derrita y bata el chocolate para combinar completamente.

3. Vierta el jarabe de chocolate sobre los gofres cocidos. ¡Servir y disfrutar!

Huevos al horno con tocino

Ingredientes

- 2 cucharadas de mantequilla

- 4 huevos grandes

- 1 taza de queso cheddar (rallado)

- 1 taza de crema de leche

- 8 lonchas de tocino (cocinado y desmenuzado)

- Pimienta y sal

Direcciones

1. Precaliente su horno a 350 grados. Extienda un poco de mantequilla en 4 pequeños moldes de cerámica o vasos pequeños.

2. Rompa los huevos en los moldes.

3. Cubra los huevos con ¼ taza de crema calentada y ¼ de taza de queso. Sazone con pimienta y sal.

4. Coloque los moldes en una sartén y llénelos con agua, lo suficiente como para convertirse en la

mitad de los lados de los moldes. Hornee por unos 15 minutos o hasta que el queso se derrita completamente y los blancos de los huevos estén listos.

5. Desmiga unas rebanadas de tocino encima de cada huevo. ¡Sirva caliente y disfrute!

Carne con salsa chimichurri

Ingredientes

- Una libra de filete de ternera (elija la parte de solomillo)

- ½ taza de perejil (hoja plana)

- 1 taza de rúcula

- ½ cucharadita de pimienta roja

- 2 ½ cucharadas de vinagre (vino blanco)

- 2 dientes de ajo

- ¼ taza de aceite de oliva

- ¼ cucharadita de sal

- ¼ cucharadita de pimienta

Direcciones

1. Caliente su parrilla a fuego medio a alto. Condimente el filete con pimienta y sal.

2. Mientras tanto, use su procesador de alimentos, combine otros ingredientes para hacer la salsa. Deje de lado.

3. Ase su filete alrededor de 2 a 3 minutos en cada lado hasta que esté carbonizado.

4. Transfiera al plato y déjelo reposar durante aproximadamente 5 minutos.

5. Sirva el filete con la salsa. ¡Disfrute!

Filetes de hamburguesa con salsa de champiñones

Ingredientes

- 1 libra de carne molida

- 3 cucharadas de perejil fresco

- 3 cucharadas de ajo picado

- 1 cucharada de cebolla en polvo

- 1 cucharada de ajo en polvo

- ½ cucharadita de sal marina

- ½ cucharadita de pimientos

- 2 cucharadas de vinagre de sidra de manzana

- 1 taza de cebolla picada

- 8 onzas de champiñones frescos (rodajas)

- 1 taza de caldo de carne

- 1 lata de leche de coco

- 2 cucharadas de polvo de arrurruz

- 2 cucharadas de grasa de tocino (o puede utilizar otra grasa para cocinar)

- 2 cucharadas de mantequilla

Direcciones

1. Usando un tazón de mezclar de gran tamaño, combinar la carne picada, el ajo y todos los ingredientes de condimentos secos. Mezclar bien y formarlos para empanadas.

2. En una olla aparte, derrita la grasa de tocino y comience a calentar las empanadas de carne en ambos lados, 2 minutos cada lado. Dejar de lado.

3. Reduzca el calor y derrita la mantequilla. Agregue los champiñones y las cebollas constantemente revolviendo durante aproximadamente 5-9 minutos hasta que los champiñones estén tiernos. Vierta el caldo de carne, el vinagre de sidra de manzana y la leche de coco.

4. Mientras tanto, disuelva el polvo de arrurruz con agua y revuelva bien. Mezcle con la mezcla de salsa y continúe cocinando a fuego lento durante unos 20 minutos.

5. Agregue las empanadas de carne de res en la salsa y cocine a fuego lento otra vez durante otros 20 minutos hasta que la salsa absorba su sabor con las hamburguesas.

6. Transfiera al plato y agregue salsa en la parte superior.

7. Adorne con perejil picado. ¡Servir y disfrutar!

Salmón asiático glaseado con miel

Ingredientes

- 2 cucharadas de miel

- 2 cucharadas de aminoácidos de coco

- 1 cucharadita de vinagre de sidra de manzana

- ½ tamaño de jengibre fresco rallado

- ½ cucharadita de jugo de limón

- 2 piezas de (6 onzas) de filetes de salmón

- 1 cucharada de aceite de coco

- 1 cucharada de cilantro picado

- semillas de sésamo para decorar

Direcciones

1. Precaliente su horno a 400 grados.

2. Usando un tazón pequeño, combine la miel, vinagre, aminoácidos de coco, jugo de lima y jengibre. Esta es la mezcla de glaseado de miel. Deje de lado.

3. Derrita el aceite de coco usando una bandeja para horno segura. Cocine el salmón con la piel hacia arriba. Cocine durante 3-4 minutos hasta que se vuelva marrón.

4. Rocíe usando la mitad de la mezcla de glaseado de miel. Haga estallar la

5. sartén dentro del horno y hornee durante aproximadamente 5-6 minutos o hasta que el salmón se cocine de acuerdo a su preferencia.

6. Retire del horno y transfiera a un plato de servir.

7. Rocíe el glaseado de miel restante en la parte superior.

8. Espolvoree con semillas de sésamo y cilantro.

9. ¡Servir y disfrutar!

Lasaña

Ingredientes

Para la salsa marinara

- ¼ taza de aceite de oliva

- 1 cebolla pequeña (en cubitos)

- 1 cucharadita de sal

- 7 tazas de tomates (alrededor de 10 tomates; en cubitos)

- ½ cucharadita de miel cruda

Para el relleno de carne

- 1 cucharada de aceite de oliva

- ½ cebolla pequeña (en cubitos)

- 1 libra de carne molida de pavo

- ½ cucharadita de pimienta

- 18 piezas de hojas de albahaca

Para la salsa de queso

- ½ cucharadita de aceite de oliva
- ¼ cebolla pequeña (picada)
- ½ calabaza de verano (picada)
- ½ cucharadita de ajo (picado)
- ¼ cucharadita de sal
- ½ taza de leche de coco
- 1 huevo
- 4 calabacines medianos (en rodajas finas)

Direcciones

1. En una olla grande, caliente el aceite de oliva a fuego medio-alto. Saltee las cebollas y agregue la sal durante aproximadamente 2 minutos. Agregue el ajo y saltee de nuevo por otros 30 segundos. Una vez que el ajo se vuelva fragante, agregue la miel y los tomates y reduzca el calor.

2. Deje cocinar durante unos 20 minutos o hasta que la salsa se espese. Sazone al gusto.

3. Para preparar el relleno de carne, en otra sartén, caliente el aceite de oliva a fuego medio-alto. Cocine el pavo durante aproximadamente 2 minutos. Agregue sal, cebolla y pimienta. Continúe cocinando hasta que el pavo esté bien cocido. Retire del fuego y agregue las hojas de albahaca. Deje de lado.

4. Para preparar la salsa de queso, necesita una cacerola pequeña. Caliente el aceite de oliva a fuego medio-alto. Sofría la calabaza de verano, las cebollas, el ajo y la sal durante unos 3-4 minutos hasta que las cebollas estén translúcidas. Agregue ¼ de taza de leche de coco y lleve a ebullición.

5. Cocine a fuego lento durante aproximadamente 2 minutos o hasta que la mitad del líquido se absorba completamente.

6. Usando una licuadora, vierta la mezcla y mezcle bien agregando ¼ de taza de leche de coco. Mezcle bien hasta que esté muy suave. Agregue el huevo y mezcle de nuevo.

7. Asegúrese de que esté bien mezclado.

8. Para ensamblar la lasaña, engrase el interior de una olla de cocción lenta. Cubra el fondo con ¾ taza de salsa marinara y extienda la salsa de manera uniforme.

9. Ponga alrededor de 5 "rebanadas / fideos" de calabacín encima de la salsa marinara.

10. Coloque una capa de "salsa de queso" encima del calabacín y ponga una cantidad generosa de relleno de pavo. Vuelva a colocar una cuchara alrededor de ½-3/4 taza de salsa marina sobre el relleno de pavo. Extienda de manera uniforme. Repita el mismo proceso hasta que la primera porción termine con la salsa marinara.

11. Cubra y cocine por alrededor de 1 ½ horas a fuego alto. Retire la tapa y vierta el exceso de líquido en la superficie. El calabacín también producirá una pequeña cantidad de líquido. Coloque el exceso de líquido en una bandeja poco profunda.

12. Llevar a ebullición el exceso de líquido. Cocine a fuego lento alrededor de 5-7 minutos hasta que la salsa se vuelva espesa y cremosa.

13. Vierta la salsa reducida en la parte superior de la lasaña dentro de la olla de cocción lenta. Coloque la lasaña en un plato. ¡Sirva caliente y disfrute!

Pasta de patata dulce cubierta con pollo al estilo Buffalo

Ingredientes:

- 1 libra de pollo asado a la parrilla
- 3 patatas dulces en espirales
- 3 cucharadas de aceite (para cocinar los espirales de patata)
- 1 taza de crema de coco o crema espesa
- 1 cucharada de mantequilla
- 4 cucharaditas de almidón
- 2 cucharadas de salsa picante
- ¼ cucharadita de ajo en polvo
- ¼ a ½ cucharadita de chile en polvo (opcional)
- Sal y pimienta para probar

Direcciones

1. Combine la crema, la mantequilla, la salsa picante, el almidón, la sal, la pimienta, el ajo en polvo y el chile en polvo en una cacerola. Bata los ingredientes hasta que la salsa se espese y deje de lado.

2. Cocine el pollo en una sartén.

3. Cocine las espirales de patata a fuego medio-alto en una olla mediana.

4. Ocasionalmente, revíselos hasta que estén bien cocidos.

5. Combine las espirales de patata, el pollo y la salsa. Mezcle ligeramente. ¡Sirva caliente y disfrute!

Chow Mein

Ingredientes:

- ½ libra de pollo

- ½ cucharada de ghee

- 1 cucharada de aminos de coco

- 1 cucharada de vinagre de arroz

- ½ repollo verde, sin corazón y en rodajas finas

- 1 zanahoria grande, rallada

- 1 brócoli pequeño, con tallo y cortado en pedazos del tamaño de un bocado

- 2 calabacines, en espirales

Para la salsa:

- 3 cucharadas de aminos de coco

- 2 cucharadas de vinagre de arroz

- 1 cucharadita de aceite de sésamo

- 1 cucharada de salsa de pescado

- Jengibre fresco, picado

- 2 dientes de ajo picados

- 1 cucharadita de miel

- ¼ cucharadita de sriracha

Direcciones

1. En un wok grande a fuego medio-alto, derrita el ghee. Agregue el pollo, 1 cucharada de aminoácidos de coco y 1 cucharada de vinagre de arroz. Revuelva todo junto y cocine por 5-7 minutos.

2. En otro recipiente aparte, mezcle todos los ingredientes de la salsa. Agregue el repollo, la zanahoria y el brócoli a la salsa y mezcle todos los ingredientes.

3. Cocine por otros 10-15 minutos o hasta que el repollo se marchite revolviendo ocasionalmente.

4. Agregue los fideos de calabacín y deje cocer durante otros 7-10 minutos.

5.   ¡Sirva y disfrute!

Carne picante con Bok Choy

Ingredientes

- 12 cabezas de bok choy

- 1 cebolla (en rodajas finas)

- 2 lbs de solomillo de ternera (cortado en tiras finas)

- 2 cucharadas de salsa de pescado

- 2 dientes de ajo picado

- 3 cucharaditas de aceite de coco

- 1 jengibre picado pequeño

- 5 chiles rojos (secos, partidos por la mitad)

- Pimienta y sal

Direcciones

1. Sazone la carne con pimienta y sal. Caliente el aceite de coco en una sartén grande a fuego alto.

2. Agregue el ajo, los chiles si los va a usar y el jengibre.

77

3. Freír los ingredientes durante aproximadamente un minuto hasta que se vuelvan aromáticos.

4. Agregue la carne y luego cocine por otros 2-3 minutos más. Transfiere al tazón.

5. Usando otra sartén, saltee las cebollas por unos 2 minutos y luego agregue el bok choy.

6. Cocine por otros 3-4 minutos hasta que se ablande.

7. Ponga la carne en la sartén y luego agregue la salsa de pescado. Revuelva y combine bien. ¡Sirva caliente y disfrute!

Pasta de calabacín con tocino y albahaca

Ingredientes

- 4 calabacines grandes, en espirales
- 2 cucharaditas de sal
- 1/3 taza de grasa de tocino
- ¼ taza de albahaca fresca, picada
- 2 dientes de ajo, aplastados
- ½ taza de nueces picadas

Direcciones

1. Sazonar el calabacín con sal y dejar reposar en un colador durante al menos 20 minutos para escurrir el agua.

2. Colóquelo en una toalla de papel para exprimir y eliminar el exceso de humedad.

3. En una sartén a fuego medio-alto, ponga la grasa de tocino. Saltee el ajo y el calabacín con una

agitación frecuente de 4 a 5 minutos o hasta que esté cocido 'al dente'.

4. Agregue la albahaca y las nueces y deje cocer por otros 2 minutos removiendo los ingredientes ocasionalmente.

5. ¡Servir y disfrutar!

Patata dulce y estofado de pollo

Ingredientes

- 6 piezas de muslo de pollo (con hueso; quitar la piel y recortar la grasa)

- 2 libras de patatas dulces (peladas)

- ½ libra de champiñones (en rodajas)

- 6 chalotes de gran tamaño

- 4 dientes de ajo

- 1 taza de vino blanco (seco)

- 2 cucharaditas de romero fresco (picado, también se puede utilizar ½ cucharadita de romero seco triturado)

- 1 cucharadita de sal

- ½ cucharadita de pimienta molida fresca

- 1 ½ cucharadas de vinagre (vino blanco)

Direcciones

1. Coloque las patatas dulces, pollo, la cebolla, el ajo, la cebolla, los champiñones, la pimienta, la sal, el romero y el vino en la olla.

2. Cocine alrededor de 5 horas en punto bajo o hasta que las patatas dulces se vuelvan tiernas. Una vez hecho esto, se puede optar por eliminar los huesos antes de servir.

3. Sírvalo en platos hondos.

4. Servir caliente y disfrutar.

Pimientos rellenos con salchicha

Ingredientes

- 1 libra de salchichas italianas calientes (molidas)

- 5 piezas de diferentes pimientos (amarillo, rojo, verde)

- ½ cabeza de coliflor (picada y rallada en consistencia de arroz)

- 8 oz de pasta de tomate enlatada pequeña

- 1 cebolla blanca de tamaño pequeño (en cubitos)

- ½ cabeza de ajo

- 1 albahaca fresca (picada o puede usar 2 cucharaditas de albahaca seca)

- 2 cucharaditas de orégano (seco)

- 2 cucharaditas de tomillo

Direcciones

1. Para preparar los pimientos: corte la parte superior y raspe las semillas. No tire las tapas. Las usará usará más tarde.

2. Corte finamente la mitad de la cabeza de la coliflor convirtiéndola en una consistencia de arroz. Colóquela en un tazón grande para mezclar.

3. Agregue la albahaca, las hierbas, el ajo y las cebollas y mezcle ligeramente.

4. Mientras tanto, cocine las salchichas ligeramente a fuego alto en una sartén. Puede optar por omitir este paso porque las salchichas se podrán cocinar cuando se agreguen a la olla de cocción lenta. Sin embargo, la quema de las salchichas hará que surjan más sabores y amenizará el platillo.

5. Agregue las salchichas en el tazón de coliflor junto con la pasta de tomate enlatada y mezcle bien. Asegúrese de mezclar esto a mano.

6. Cuando ya haya terminado de mezclar, coloque la mezcla dentro de los pimientos.

7. Coloque todo lo que sea posible para que sea compacto, pero tenga cuidado de no romper los pimientos enteros. Incluya las partes superiores de los pimientos para que también se cocinen.

8. Colóquelos en una olla de cocción lenta y cocínelos durante aproximadamente 6 horas.

9. Una vez los pimientos cocinados, transfiera la comida a un plato. ¡Sirva caliente y disfrute!

Gambas al ajillo

Ingredientes

* 3 cucharadas de aceite de coco

* 1 ½ lb de gambas peladas

* 4 dientes de ajo

* 1 cucharada de aminos de coco

* 1 cucharadita de pimienta negra

* 1 cucharada de salsa de pescado

* ¼ taza de cilantro fresco (picado)

Direcciones

1. Coloque una sartén grande a fuego lento. Derrita el aceite de coco y saltee el ajo picado.

2. Saltee durante unos 2-3 minutos hasta que esté fragante.

3. Agregue y cocine las gambas durante 4-5 minutos o hasta que se pongan rosadas.

4. Agregue los aminos de coco, pimienta y salsa de pescado. Cocine por otro minuto o dos.

5. Transfiera las gambas al plato una vez hechas junto con el líquido. Cubra con cilantro. ¡Servir y disfrutar!

Pollo crujiente

Ingredientes

* 4 piezas de patas de pollo (cuartos de muslo y pierna)

* 1 cucharadita de curry en polvo

* 1 cucharadita de mostaza seca

* ½ taza de harina de almendras

* 4 cucharadas de aceite de oliva

* 1 cucharadita de polvo de cayena

Direcciones

1. Precaliente su horno a 350 grados F.

2. Separe las piernas de los muslos y frote cada una de las piezas con una pequeña cantidad de aceite de oliva.

3. Mientras tanto, combine la harina de almendras, la pimienta de cayena, el polvo de curry y la mostaza seca.

4. Enrolle las partes de pollo en la mezcla de harina de almendras y luego colóquelas sobre una sartén.

5. Ase durante aproximadamente una hora o más. Asegúrese de que el recubrimiento se vuelva crujiente.

6. ¡Servir y disfrutar!

Sopa de pollo y aguacate

Ingredientes

* 1 cucharadita de Sriracha

* 1 libra de pechuga de pollo (sin piel y sin hueso)

* 6 tazas de caldo de pollo

* 4 cebolletas

* 1 aguacate en cubitos

* 1 diente de ajo machacado

* Pimienta y sal para la degustación

Direcciones

1. Vierta su caldo en una sartén grande. Caliente a fuego medio a alto. Agregue la Sriracha y deje que el caldo hierva a fuego lento.

2. Agregue el pollo y la parte blanca de los cebollines. Deje hervir a fuego lento y agregue el ajo picado. Continúe cocinando a fuego lento durante aproximadamente 20 minutos.

3. Agregue pimienta y sal.

4. Una vez hecho esto distribuya la sopa en cuencos para servir. Cubra con rebanadas de aguacate y cebolletas verdes. ¡Servir y disfrutar!

Sopa de jambalaya

Ingredientes

- 5 tazas de caldo de pollo

- 4 pimientos picados (cualquier color servirá)

- 1 cebolla picada

- 1 tomate orgánico (cortado en cubitos)

- 2 dientes de ajo

- 2 piezas de hojas de laurel

- 1 libra de gambas de gran tamaño (peladas)

- 4 onzas de pollo en cubitos

- 1 paquete de salchicha Andouille (picante)

- ½ a 1 cabeza de coliflor

- 2 tazas de okra (si lo desea)

- 3 cucharadas de condimento Cajun

- ¼ taza de salsa picante

Direcciones

1. Coloque el pollo, el ajo, los pimientos picados, la cebolla, el condimento de Cajun, salsa picante, y la hoja de laurel en la olla de cocción lenta. Añada el caldo de pollo.

2. Cocer durante 6 horas en punto bajo.

3. 30 minutos antes de realizar la base de sopa, agregue la salchicha.

4. Mientras tanto, coloque la coliflor en un procesador de alimentos para hacer arroz de coliflor. Agregue la coliflor al jambalaya en los últimos 20 minutos, incluido las gambas.

5. Una vez hecho esto, sirva caliente en unos tazones y disfrute.

Aperitivos

Galletas de pepitas de chocolate con tocino

Ingredientes

* 2 tazas de harina de almendras

* ¼ cucharadita de sal

* ¼ cucharadita de bicarbonato de sodio

* 6 cucharadas de aceite de coco

* 4 cucharadas de miel

* 2 cucharaditas de extracto de vainilla

* 2 cucharadas de leche de coco

* 4-6 cucharadas de tocino (desmenuzado y cocido)

* ½ taza de pepitas de chocolate

Direcciones

1. Precaliente su horno a 350 grados.

2. Mientras tanto, con un papel pergamino, alinee la bandeja para galletas.

3. Combine la harina de almendras, sal y bicarbonato de sodio. Mezcle bien los ingredientes con un tenedor.

4. En un recipiente aparte, combine todos los ingredientes húmedos. Asegúrese de que el aceite de coco esté derretido.

5. Mezcle los ingredientes secos y húmedos y doble suavemente las migas de tocino.

6. Forme bolitas con las manos y colóquelas en la bandeja para hornear galletas.

7. Hornee durante aproximadamente 8-10 minutos o hasta que se pongan marrones en la parte superior. ¡Sirva caliente y disfrute!

Sopa de calabaza con tocino

Ingredientes

* ½ lb de tocino (cortado en trozos de una pulgada)

* 2 tazas de puré de calabaza

* 1/2 cebolla picada

* 2 tallos de apio (cortados en cubitos)

* 4 rebanadas de zanahorias (cortadas en cubitos y peladas)

* 2 manzanas (sin corazón, peladas y cortadas en cubitos)

* 3 dientes de ajo

* ½ cucharadita de canela (molida)

* ¼ cucharadita de jengibre

* 1 cucharada de aceite de oliva

* 4 tazas de caldo de pollo

* ¼ taza de semillas de calabaza (tostadas)

* Pimienta y sal para degustar

Direcciones

1. Cocine el tocino en una olla grande hasta que esté crujiente. Retire y coloque el tocino en un plato forrado con toallas de papel. Poner a un lado y dejar enfriar.

2. Retire la grasa de tocino. Usando la misma olla, agregue aceite de oliva, zanahorias, apio y cebollas. Sofría durante unos 5-7 minutos o hasta que las cebollas estén translúcidas.

3. Agregue las manzanas y cocine durante 3-5 minutos. Agregue la canela, jengibre, ajo y continúe cocinando durante uno o dos minutos más hasta que se vuelva fragante.

4. Agregue puré de calabaza y caldo. Poner el fuego a fuego alto y llevarlo a ebullición.

5. Una vez hervido, reduzca el fuego y cocine a fuego lento durante unos 20 minutos.

6. Transfiera la sopa a un procesador de alimentos o también puede usar una batidora de mano. Mezcle hasta que se vuelva suave. Sazone al gusto.

7. Sirva una buena cantidad de sopa en tazones. Cubra con semillas de calabaza y trocitos de tocino.

8. ¡Sirva caliente y disfrute!

Patatas fritas picantes

Ingredientes:

- 1 pieza de Jícama grande (espiralizada en fideos)

- 2 cucharadas de aceite de oliva

- Una pizca de sal al gusto

- 1 cucharada de cebolla en polvo

- 2 cucharadas de pimienta de cayena

- 2 cucharadas de chile en polvo

Direcciones:

1. Precaliente su horno a 405 grados.

2. Coloque sus fideos Jícama en una bandeja para hornear (córtelos en fideos de tamaño pequeño para que se vean como patatas fritas)

3. Rocíe con aceite de oliva y mezcle ligeramente para cubrir uniformemente los fideos.

4. Sazone los fideos Jícama con sal, pimienta de cayena, cebolla en polvo y chile en polvo. Vuelva a tirarlos ligeramente para que las especias y el condimento se distribuyan uniformemente. Asegúrese de no abarrotar los fideos para evitar que se peguen.

5. Hornee durante 15 minutos y luego voltéelo para hornear de nuevo por otros 5 a 10 minutos o hasta que obtenga la textura crujiente que prefiera.

6. ¡Sirva caliente y disfrute de su merienda!

Ensalada de maíz

Ingredientes:

- 1 taza de maíz

- 1 cucharada de pimiento verde, picado

- 2 cebollas verdes, en rodajas finas

- ¼ taza de mayonesa sin grasa

- ¾ cucharadita de mostaza molida

- 2 cucharadas de jugo de limón

- ¼ cucharadita de azúcar

- Sal y pimienta para probar

- Lechuga

Direcciones:

En un tazón pequeño, combine la mostaza molida, la mayonesa, el jugo de limón y azúcar. Mezcle bien. Agregue el maíz, el pimiento verde y cebollas verdes.

Añada sal y pimienta al gusto. Cubra y refrigere durante aproximadamente 4 horas. Sirva sobre hojas de lechuga, si lo desea.

Patatas de col rizada

Ingredientes

* 1 cucharada de aceite de oliva o aceite de coco

* 3 a 4 hojas de col rizada

* Mezclas de especias como pimienta, orégano, tomillo, albahaca, pimienta roja y salvia (depende de su preferencia).

Direcciones

1. Precaliente su horno a 350 grados F.

2. Enjuague la col rizada y corte la hoja. Descarte el tallo.

3. Usando una bolsa con cierre hermético o un recipiente de plástico, agregue el aceite de oliva, las hojas de col rizada y sus especias preferidas. Selle y mezcle los ingredientes hasta que las hojas estén completamente cubiertas.

4. Extienda las hojas en una sartén. Asegúrese de que las hojas estén lo suficientemente abiertas para garantizar la cocción.

5. Hornee las hojas de col rizada durante aproximadamente 12 minutos o hasta que se vuelvan crujientes en sus bordes.

6. Retire y coloque en un recipiente para enfriar durante unos minutos. ¡Disfrute!

Batido de pepino y de arándano

Ingredientes

- 1 taza de leche de coco

- 1 cucharada de jugo de limón

- 2 pepinos grandes (cortados en cubitos y pelados)

- 1 taza de arándanos (congelados)

Direcciones

1. Coloque todos los ingredientes en la licuadora. Mezcle hasta que esté suave.

2. Transfiera a un vaso y ¡disfrútelo!

Chips de manzana al horno

Ingredientes

* 2-3 piezas de manzanas

* Canela

Direcciones

1. Precaliente su horno a 220 grados F.

2. Alinee su sartén con papel pergamino y reserve.

3. Mientras tanto, corte sus manzanas en rodajas finas y extiéndalas en su sartén.

4. Asegúrese de cubrirlas de manera uniforme y evite la superposición. Espolvoree canela molida en la parte superior y colóquela dentro del horno.

5. Hornee durante aproximadamente una hora para secar y luego voltee el otro lado. Cocine por otra hora.

6. Retire del horno y deje enfriar. ¡Sirva y disfrute!

Brownies

Ingredientes

- 1½ tazas de nueces

- 1 cucharadita de vainilla

- Una pizca de sal

- 1/3 taza de cacao en polvo (sin azúcar)

- 1 taza de dátiles (sin huesos)

Direcciones

1. Usando su procesador de alimentos o licuadora, agregue sal y nueces. Pulse hasta que las nueces estén bien molidas.

2. Agregue la vainilla, el cacao en polvo y las dátiles en la licuadora. Mezcle hasta que esté bien combinado. Mientras su mezcladora todavía está funcionando, agregue un poco de agua solo para asegurarse de que la mezcla se mantenga unida.

3. Transfiera la mezcla a un recipiente y forme las bolas con las manos. Ponga las bolas dentro de un contenedor. Asegúrese de que sea hermético. Esto puede durar hasta una semana. ¡Disfrute!

Ensalada de verduras y quinoa

Ingredientes:

- ½ taza de quinoa, enjuagada

- ½ taza de guisantes congelados

- 1 chalote, picado

- 1 zanahoria pequeña, rallada

- 1 taza de tomates de uva, cortados por la mitad

- 1 cucharada de tomillo fresco, picado

- 1 cucharada de perejil fresco, picado

- 2 tazas de espinacas frescas

- 1 taza de agua

- 1 cucharada de vinagre balsámico

- 2 cucharadas de jugo de limón

- 1 ½ cucharadita de mostaza Dijon

- 2 cucharaditas de aceite de oliva

- ¼ cucharadita de azúcar

- 1/8 cucharadita de pimienta

- ¼ cucharadita de sal

Direcciones:

1. En una olla pequeña, hierva el agua. Agregue la quinoa. Reduzca el fuego, cubra y cocine a fuego lento durante aproximadamente 12 a 15 minutos o hasta que el líquido se absorba completamente. Transfiera la quinoa cocida en un tazón grande y déjela enfriar por completo. Agregue los tomates, guisantes, chalotas y zanahorias.

2. En un tazón pequeño, combine el vinagre balsámico, el jugo de limón, el tomillo, el perejil, el aceite de oliva, la mostaza de Dijon, el azúcar, la pimienta y la sal. Rocíe sobre la mezcla de quinua y mezcle hasta que todo esté bien cubierto. Enfríe hasta servir. Una vez listo para servir, coloque las espinacas en el plato de servir y luego cubra con la ensalada de quinua.

Batido de menta, pepino y manzana verde

Ingredientes

- Zumo de medio limón

- ½ taza de yogur griego (sin grasa)

- ¼ taza de pepino

- 1 manzana verde pequeña (en rodajas y sin corazón)

- ¼ taza de espinacas (frescas)

- ½ cucharadita de menta

- ¼ taza de agua de coco (sin azúcar)

- 2 tazas de hielo

Direcciones

Coloque todos los ingredientes en la licuadora. Mezcle bien hasta que quede suave. Transfiera a un vaso y ¡disfrútelo!

Batido de pera y de col rizada

Ingredientes

* ½ taza de uvas verdes peladas

* Mitad de una pera

* Media naranja pelada

* ½ taza de col rizada

* Un vaso de agua

* 1 plátano

* 2 cubos de hielo

Direcciones

Coloque el agua, la naranja, la col rizada y las uvas en su licuadora. Mezcle a baja velocidad durante unos 60 segundos y luego agregue el plátano, la pera y los cubitos de hielo. Mezcle hasta que esté suave. Transfiera a un vaso y ¡disfrútelo!

Últimas palabras

¡Gracias nuevamente por comprar este libro!

Realmente espero que este libro pueda ayudarle.

El siguiente paso es que se una a nuestro boletín informativo por correo electrónico para recibir actualizaciones sobre cualquier próximo lanzamiento o promoción de un nuevo libro.

¡Usted puede registrarse de forma gratuita y, como beneficio adicional, también recibirá nuestro libro "Errores de salud y fitness que no sabe que está cometiendo", completamente gratis."! Este libro analiza muchos de los errores de entrenamiento físico más comunes y desmitifica muchas de las complejidades y la ciencia de ponerse en forma. ¡Tener todo este conocimiento y ciencia de la actividad física organizados en un libro le ayudará a comenzar en la dirección correcta! Para unirse a nuestro boletín gratuito por correo electrónico y recibir su libro gratis, visite el enlace y regístrese: **www.hmwpublishing.com/gift**

Finalmente, si usted ha disfrutado este libro, me gustaría pedirle un favor. ¿Sería tan amable de dejar una reseña para este libro? ¡Podría ser muy apreciado!

¡Gracias y mucha suerte!

Sobre el co-autor

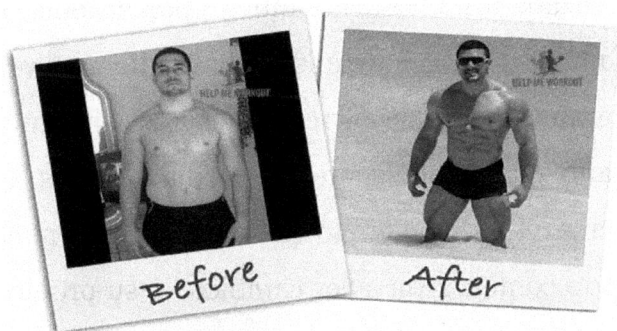

Before After

Mi nombre es George Kaplo; Soy un entrenador personal certificado de Montreal, Canadá. Comenzaré diciendo que no soy el hombre más grande que conocerá y este nunca ha sido mi objetivo. De hecho, comencé a entrenar para superar mi mayor inseguridad cuando era más joven, que era mi autoconfianza. Esto se debió a mi altura que medía sólo 5 pies y 5 pulgadas (168 cm), me empujó hacia abajo para intentar cualquier cosa que siempre quise lograr en la vida. Puede que usted esté pasando por algunos desafíos en este momento, o simplemente puede querer ponerse en forma, y ciertamente puedo relacionarme.

Después de mucho trabajo, estudios e innumerables pruebas y errores, algunas personas comenzaron a notar cómo me estaba poniendo más en forma y cómo comenzaba a interesarme mucho por el tema. Esto hizo que muchos amigos y caras nuevas vinieran a verme y me pidieran consejos de entrenamiento. Al principio, parecía extraño cuando la gente me pedía que los ayudara a ponerse en forma. Pero lo que me mantuvo en marcha fue cuando comenzaron a ver cambios en su propio cuerpo y me dijeron que era la primera vez que veían resultados reales. A partir de ahí, más personas siguieron viniendo a mí, y me hizo darme cuenta después de tanto leer y estudiar en este campo que me ayudó pero también me permitió ayudar a otros. Ahora soy un entrenador personal certificado y he entrenado a muchos clientes que han logrado conseguir resultados sorprendentes.

Hoy, mi hermano Alex Kaplo (también Entrenador Personal Certificado) y yo somos dueños y operadores de esta empresa editorial, donde traemos autores apasionados y expertos para escribir sobre temas de salud y ejercicio. También tenemos un sitio web de ejercicios en línea llamado "HelpMeWorkout.com" y me gustaría conectarme con usted invitándolo a visitar el sitio web en la página siguiente y registrarse en nuestro boletín electrónico (incluso obtendrá un libro gratis). Por último, si usted está en la posición en la que estuve una vez y quiere orientación, no lo dude y pregúnteme ... ¡Estaré allí para ayudarle!

Su amigo y entrenador,

George Kaplo

Entrenador Personal Certificado

Descargue otro libro gratis

Quiero agradecerle por comprar este libro y ofrecerle otro libro (largo y valioso como este libro), "Errores de salud y fitness que no sabe que está cometiendo", completamente gratis.

Visite el siguiente enlace para registrarse y recibirlo: www.hmwpublishing.com/gift

En este libro, voy a desglosar los errores más comunes de salud y de entrenamiento físico, que probablemente esté cometiendo en este momento, y le revelaré cómo puede conseguir fácilmente la mejor forma física de su vida.

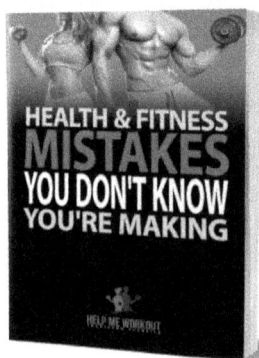

Además de este valioso regalo, también tendrá la oportunidad de obtener nuestros nuevos libros de forma gratuita, participar en sorteos y recibir otros correos electrónicos de mi parte. De nuevo, visite el enlace para registrarse: **www.hmwpublishing.com/gift**

HMW
Publishing

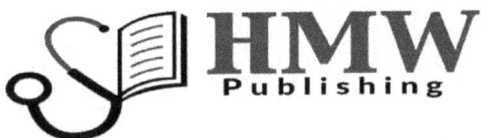

Para más libros visite:

HMWPublishing.com